DU TREPAN

DANS LES

FRACTURES DU CRANE

AVEC

CONTUSION CÉRÉBRALE PAR CONTRE-COUP

PAR

Le Dr CAUCHOIS

Chirurgien de l'Hôtel-Dieu de Rouen

Membre correspondant de la Société de Chirurgie,

etc., etc.

PARIS

LECROSNIER ET BABÉ, LIBRAIRES-ÉDITEURS

PLACE DE L'ÉCOLE-DE-MÉDECINE, 23

1888

De la Contusion cérébrale par contre-coup, spécialement dans les fractures du crâne (pariéto-temporales) d'un côté, avec contusion du lobe sphénoïdal du côté opposé.

Théorie du cône de soulèvement. Importance, pour le diagnostic, des signes fournis par les localisations cérébrales et des symptômes d'hémorrhagie méningée du côté opposé à la fracture, cette hémorrhagie méningée étant elle-même une lésion de contre-coup. Nécessité du diagnostic des lésions par contre-coup au point de vue de l'application du trépan.

§ 1er. — Exposé. — Observations cliniques

On ne met plus en doute aujourd'hui la réalité de la contusion cérébrale *indirecte* ou *par contre-coup*. Elle est prouvée par les observations dans lesquelles, à la suite de traumatismes portant sur un point de la paroi crânienne, et suffisants ou non pour produire une fracture (mais le plus souvent amenant une fracture), on a constaté, dans le point diamétralement opposé, une véritable désorganisation de la substance nerveuse.

Dans cet ordre de faits, on a pu démontrer qu'il y avait une intime corrélation pathologique entre la région osseuse immédiatement frappée et la zone nerveuse désorganisée. Pour établir ce rapport de causalité, il fallait rechercher avec soin si la lésion nerveuse contemporaine, mais située à l'opposite de la fracture, n'était pas engendrée par un mécanisme local — traumatique ou spontané — de la substance cérébrale ou de la paroi crânienne : le récit même de l'accident, son mode de production, l'observation des symptômes, l'examen des pièces anatomiques fournies par l'autopsie, l'expérimentation sur les animaux, telles ont été les bases de cette étude.

En définitive, il y a contusion cérébrale par contre-coup quand on ne trouve aucune lésion des os ni des parties molles au même point que la contusion de la substance nerveuse, mais quand cette lésion, au contraire (souvent une fracture), occupe une région diamétralement opposée, celle qui a été le point d'application du traumatisme. (Il faut mettre à part les cas de traumatisme et de fractures multiples sur diverses régions du crâne.)

Il va de soi que la susdite lésion nerveuse doit en elle-même offrir les caractères anatomo-pathologiques de la contusion cérébrale et qu'il faut la bien diagnostiquer d'avec les foyers ordinaires de ramollissement et d'hémorrhagie cérébrale.

Les auteurs se sont donc attachés aussi à faire cette dernière différenciation, et en particulier MM. *Duret* et *G. Marchant* (1) : « Les caractères anatomo-pathologiques des lésions appartenant à la contusion cérébrale par contre-coup sont, disent-ils, des *plaques sanguines irrégulièrement disséminées*, non des foyers uniques, plaques ovalaires, circulaires ou elliptiques, consistant en ecchymoses, phlyctènes sanguines soulevant la pie-mère, sillons sanguins, petits foyers miliaires, sablé sanguin, etc., etc., puis, à des degrés plus avancés, des plaques noirâtres ou d'un brun foncé, isolées ou réunies par quelques points de leur circonférence, même de véritables foyers de destruction formés d'un mélange de la substance nerveuse réduite en bouillie, avec du sang épanché ou coagulé, entourés de zones de pointillé rouge ou noir...,.

Au contraire, le foyer d'une hémorrhagie cérébrale spontanée siège dans l'épaisseur de la substance cérébrale, dans un

---

(1) *Études expérimentales sur les traumatismes cérébraux*, Paris, 1879 ; — G. Marchant, *Des épanchements intra-crâniens, consécutifs au traumatisme*, Paris, 1881.

territoire plus ou moins limitrophe de la zone corticale; le foyer sanguin est primitivement intra-cérébral, puis secondairement il rompt les digues nerveuses et vient s'épancher soit dans les cavités ventriculaires, soit sous la pie-mère, en dehors des circonvolutions.

Les variétés du ramollissement spontané récent ou ancien sont bien connues, inutile d'y insister.

C'est ainsi qu'on est arrivé à déterminer cliniquement :

1° L'existence indiscutable de la contusion cérébrale par contre-coup ou indirecte ;

2° La loi d'après laquelle elle occupe, dans le cas de fracture du crâne, un point diamétralement opposé au foyer de la fracture.

Le tableau suivant, emprunté en partie à la thèse de M. G. Marchant, rappelle assez bien la concordance habituelle des lésions :

a) Fracture d'une moitié de l'occipital : contusion de la corne frontale opposée.

b) Fracture des deux moitiés de l'occipital : contusion des deux cornes frontales.

c) Fracture de la voûte du crâne : contusion à la base de l'encéphale.

d) Fracture de la base du crâne : contusion de l'hémisphère opposé.

e) Fracture pariéto-temporale d'un côté, le plus souvent à droite : contusion de la corne sphénoïdale de l'autre côté, le plus souvent à gauche.

On trouvera des exemples de ces différents cas dans les observations suivantes, que nous empruntons, en les résumant, aux Bulletins de la Société anatomique. Nous y voyons en effet, y compris les faits qui nous sont personnels, *six* cas de fracture pariéto-temporale avec contusion par contre-coup du lobe sphénoïdal opposé (observations 1, 3, 4, 5, 8, 9). C'est donc bien là le cas le plus commun. *Deux* fois une fracture de la base du crâne avec contusion de l'hémisphère opposé (observations 6 et 7, mentionnées sans détails). *Une* fois la fracture de la moitié de l'occipital avec contusion du lobe frontal opposé (observation 2).

Le fait que nous avons observé cette année dans notre service de l'Hôtel-Dieu, et qui est le point de départ de ce travail, peut être considéré comme un type de contusion cérébrale par contre-coup. Il présente d'abord quelques considérations intéressantes sur les localisations cérébrales; mais, en outre, il nous semble jeter quelque jour sur le mécanisme de la contusion par contre-coup et corroborer, par la forme objective des lésions nécroscopiques, l'ingénieuse interprétation que M. Duret a pu établir par ses expériences sur les animaux (1).

M. le professeur Duménil nous a montré récemment les pièces osseuses relatives à une fracture de la voûte du crâne observée cette année dans son service, et qui s'accompagnait de contusion indirecte à la base de l'encéphale. Malheureusement, cette observation n'ayant pas été recueillie, nous n'avons pas pu la joindre à notre travail.

Obs. I. (Société anatom., 1864).

Chute sur les dalles d'un corridor pendant un accès épileptique. Perte de connaissance, respiration bruyante. Le blessé se plaint vivement, porte les mains à la tête et reste dans le décubitus dorsal. Les piqûres d'épingle déterminent des mouvements d'impatience. Mort trente heures après l'accident.

Autopsie. — Fracture pariéto-temporale, rupture de l'artère méningée moyenne, épanchement de sang considérable en dehors de la dure-mère, du côté *opposé à la fracture, bouillie de la corne sphénoïdale* et léger épanchement arachnoïdien.

Obs. II. (Soc. anat., 1874, 13 fév., G. Marcano).

Homme tombé à la renverse. Vomissements, agitation, délire, puis coma. Mort huit jours après la chute.

---

(1) Duret, *loc. cit.*

Autopsie. — Deux fissures au niveau du trou occipital *du côté gauche*, partant de la tubérosité occipitale, qui est fracturée ; l'externe, plus large que l'interne, présente 7 centimètres de longueur et aboutit à la suture pétro-occipitale ; l'interne, plus petite, se termine sur le bord postérieur du trou ; les deux fractures sont parallèles, sans chevauchement ni écartement. Contusion au troisième degré de l'extrémité antérieure du *lobe frontal droit* jusqu'au niveau de la scissure de Sylvius, avec décollement de la dure-mère au niveau de la bosse orbitaire droite et épanchement sanguin (150 grammes) entre l'os et les membranes. Méningite suppurée.

Obs. III. (Soc. anat., mars 1876, Letulle).

Chute du quatrième étage. — État comateux, respiration lente, plaintive, immobilité les yeux fermés. Énorme ecchymose, avec épanchement sanguin diffus au niveau de la région orbitaire externe droite. Paupière supérieure tuméfiée et noirâtre. La région pariéto-temporale droite est aussi le siège d'un épanchement séro-sanguin considérable et profond. Pupilles inégales, la droite moyennement dilatée, la gauche largement, toutes deux insensibles à la lumière. Par instants, le malade sort de son immobilité, surtout lorsqu'on lui ouvre les yeux. Il soulève alors les deux mains pour repousser la main qui le touche ; la résolution des membres est généralement complète et égale des deux côtés. Léger trismus. Plus tard, la résolution cesse par instants ; salivation abondante, contractures passagères dans les membres, légère contracture de la nuque. Mort huit heures après l'accident.

Autopsie. — Énorme épanchement de sang sus-péricrânien de la région pariétale droite, et au milieu boue grisâtre de substance cérébrale. A la face convexe du crâne, *fracture étoilée aux dépens du pariétal droit*, partant de la bosse pariétale comme centre. A la base du crâne, fracture allant de l'apophyse orbitaire externe droite, à travers la voûte orbitaire, jusqu'à l'apophyse crista-galli, détachant la petite aile du sphénoïde droit, traversant la fosse sphénoïdale jusqu'au trou petit rond et la suture pétro-sphénoïdale. Lésions cérébrales : à droite, contusion de la couche corticale dans la partie la plus reculée de la scissure de Sylvius ; *à gauche, énorme contusion du lobe sphénoïdal* et vaste collection sanguine de la cavité arachnoïdienne gauche.

Dans les réflexions qui suivent l'observation, le présentateur fait remarquer que la température du blessé avait, dans un espace de huit heures, oscillé de 36°4 au moment de l'accident à 38°7, et le pouls de 84 à 132. Remarquons aussi le coma, interrompu par des contractures, l'inégalité pupillaire, la résolution des membres, formant l'ensemble symptomatique de l'hémorrhagie méningée.

Obs. IV. (Soc. anat., mars 1878, Bruchet).

Chute du premier étage. — Coma, ecchymose et tumeur sanguine de la région mastoïdienne droite. Motilité et sensibilité conservées des deux côtés. Pupilles égales et sensibles. T. a. 37°8, pouls ralenti. Le lendemain, coma profond. T. d. 39°8, puis 40°; pouls 120. Pupille gauche plus dilatée et moins sensible que la droite. Augmentation de la tuméfaction du cou à droite et de l'ecchymose mastoïdienne. Mort.

Autopsie. — Épanchement sanguin de la *région mastoïdienne droite*, avec fracture crânienne sous-jacente, hémorrhagie intra et extra-crânienne abondante sans déchirure de la dure-mère. A gauche, épanchement de sang abondant intra-dure-mérien, étalé à presque toute la surface externe de l'hémisphère cérébral ; rien entre les os et la dure-mère. Caillot plus épais au niveau du lobe sphénoïdal, de l'extrémité antérieure duquel il paraît sourdre. En effet, *contusion violente du lobe sphénoïdal gauche*, avec déchirure de la substance cérébrale, dont les débris se mêlent aux caillots sanguins. Une autre contusion très limitée existe encore à la partie inférieure de la première circonvolution frontale gauche. Déchirure du lobe droit du cervelet, correspondant à une fracture longitudinale de la face postérieure du rocher ; fosse occipitale correspondante remplie de sang. De plus, *fracture étoilée* avec enfoncement de la partie postérieure *du pariétal droit* avec quatre traits de fracture se propageant par irradiation. Du côté gauche, *fissures* (isolées des fractures siégeant à droite et produites par contre-coup) dans la fosse occipitale, la fosse sphénoïdale, sur le bord inférieur de la fente sphénoïdale, dans la dépression olfactive.

Or, il faut noter que les circonstances dans lesquelles l'accident s'est produit ne permettaient pas d'admettre que la tête, dans sa chute, ait subi des chocs successifs tantôt d'un côté, tantôt de l'autre; de telle sorte que toutes les lésions siégeant à gauche (osseuses et nerveuses) doivent être en définitive regardées comme produites par contre-coup.

L'observation rapportée par *Jacquet* dans les Bulletins de la Société anatomique en mai 1883 ne nous paraît pas mériter le titre qu'il lui a donné de *Plaie contuse du crâne* et *Contusion cérébrale par contre-coup.*

Le blessé était tombé dans un escalier. A l'autopsie, on trouve des lésions des parties molles péri-crâniennes (régions pariéto-temporales) à droite et à gauche, surtout à gauche, et en même temps une contusion très étendue du lobe sphénoïdal gauche : ce n'est donc pas là une contusion par contre-coup telle que nous l'avons définie au commencement de ce travail.

Nous trouvons, au contraire, les conditions anatomo-pathologiques requises pour établir la réalité du contre-coup dans le fait suivant :

Obs. V. (Soc. anatom., octobre 1882, M. Picqué).

Chute du haut d'une voiture. — Perte de connaissance immédiate et complète. Hémiplégie gauche avec perte de la sensibilité du même côté. Paupières exactement fermées. Léger strabisme externe à gauche. Déviation conjuguée des yeux peu marquée. Gémissements continuels, mais peu accentués, avec stertor.

Du côté droit du crâne, sur la région pariétale, se voit une plaie linéaire longue d'environ 3 centimètres, oblique d'arrière en avant, sans décollement des téguments. On trépane et l'on trouve une double fêlure qui converge vers le point lésé, sans enfoncement. Mort le lendemain.

Autopsie. — Au niveau de la lésion cutanée, il y a un vaste épanchement sanguin dans le muscle temporal et la fosse temporale. Méninges intactes. Cerveau nettement vascularisé du côté opposé. Dans le lobe sphénoïdal, contusion cérébrale occupant toute la partie inférieure du lobe, la pulpe étant réduite en une bouillie noirâtre, *avec éclatement de la substance cérébrale formant communication avec le ventricule cérébral.*

Du côté blessé, le lobe moyen forme un plan vertical résultant de l'énergique compression à laquelle il a été soumis. Petit foyer de contusion (2 à 3 centimètres de diamètre) à la partie inférieure du même lobe. Épanchement séreux sous-atachnoïdien. Vaste épanchement séro-sanguin du côté droit, intra-dure-mérien, dans la fosse sphénoïdale. Du côté blessé, l'épanchement est extra-dure-mérien et fait suite au coagulum trouvé sous la couronne du trépan, remplit en partie la fosse occipitale et la fosse sphénoïdale. La dure-mère est intacte et nullement perforée.

Il y a perforation de la carotide interne au niveau du sinus carotidien.

Voici quelle était la disposition des traits de la fracture : du point trépané au centre du pariétal, deux traits obliques, l'un vers le pariétal, l'autre dans la fosse sphénoïdale, apophysec linoïde antérieure détachée, etc., etc.

Obs. VI et VII. (Soc. anatom., 16 novembre 1883).

M. Morel-Lavallée présente une fracture de la base du crâne et du rocher, avec contusion de l'hémisphère du côté opposé à la fracture, sans hémorrhagie ventriculaire ni bulbaire.

M. Josias dit qu'il a vu récemment un cas semblable, où une fracture de la base du crâne s'accompagnait de contusion de l'hémisphère, du côté opposé à la fracture, et dans lequel il n'existait pas non plus d'hémorrhagie bulbaire (1).

Obs. VIII (personnelle). — *Fracture pariéto-temporale droite ; contusion par contre-coup, au troisième degré, du lobe spénoïdal gauche ; vaste hémorrhagie dure-mérienne et intra-arachnoïdienne ; symptômes de localisation cérébrale, etc.*

Homme de 40 ans. Chute sur la tête d'une hauteur de 4 mètres ; apporté à l'hôtel-Dieu de Rouen, dans le service de M. Cauchois, le 17 juin 1887.

(1) Voir les cas publiés par : Joly, *Gazette des Hôpitaux*, 1857. — Prescot Hewet, *in Medic. Times and Gaz.*, 1858. — Friedberg, 1861. — Gosselin, *Gazette des Hôpitaux*, 1867. — Panas, *ibid.*, 1868. — Tillaux, *Bull. de Thérapeut.*, 1871, etc.

Signes physiques d'une violente contusion de la région pariéto-temporale droite; écoulement de sang, puis de sérosité par l'oreille droite. Assoupissement du malade. Cris aigus quand on le remue; répond à peine aux questions, mais les entend bien. Aucune paralysie des membres ni de la face.

Le troisième jour, délire par moments; demande du tabac et manifeste une satisfaction réelle à le sentir et à le chiquer; demande aussi à manger. Agitation la nuit suivante, délire violent nécessitant l'emploi de la camisole de force. Plus calme le lendemain matin.

Le quatrième jour, retour de l'assoupissement. Réponse aux questions du médecin par : « Oui !... Je ne sais !... Ah !... » Ouvre les yeux et regarde la personne qui interroge, mais ne répond toujours que par les mêmes mots : « Ah !... ce que vous voudrez... » et retombe bientôt dans l'assoupissement. Pupilles également contractées des deux côtés.

Le blessé, entre deux, boit bien, prend le verre, le porte lui-même à la bouche, goûte et trouve bon ce qu'il boit.

La sensibilité à la piqûre semble un peu obtuse sur toute l'étendue du corps. Réflexes rotuliens conservés. La sensibilité musculaire paraît très vive. Le pincement des muscles est douloureux et provoque de vives contractions.

Convulsions des muscles de la face du côté droit, avec rotation des yeux et de la tête du même côté. Les accès convulsifs reviennent deux ou trois fois par heure. Il y en a eu une trentaine environ en treize heures. Morsure de la langue pendant les accès. Pouls à 56 ; respiration, 28; température dans l'aisselle, 36°8. Après chaque crise, les yeux restent fermés et l'abattement est profond.

Le cinquième jour, le blessé ne répond plus aux questions qui lui sont faites, mais il tourne encore la tête lentement du côté de la voix, et des contractions spasmodiques se produisent dans la face.

Cependant, il a pu manger du potage, des asperges.

État de résolution musculaire générale. Phénomènes cataleptiques partiels pendant une demi-minute quand on soulève le bras ou la jambe gauche; les mouvements de ces mêmes membres paraissent douloureux s'ils sont un peu violents. Les membres du côté droit restent inertes. Miction normale. Le soir, température axillaire à 39°.

Le sixième jour, coma; convulsions épileptiformes presque continuelles de la face et des membres. Température axillaire à 40° le soir.

Mort au commencement du septième jour.

Autopsie. — 1° *Lésions péri-crâniennes :* Infiltration sanguine abondante dans le muscle temporal droit, dans le tissu cellulaire souscutané et dans la fosse temporale.

2° *Lésions osseuses :* Trait de fracture commençant sur le pariétal droit, au-dessous de la bosse pariétale, se dirigeant en bas et en avant, à travers la suture écailleuse, à sa partie moyenne, la racine de l'apophyse zygomatique, en arrière de son tubercule, et se terminant dans la suture temporo-sphnénoïdale. Un trait de fracture secondaire part de la précédente et se dirige sur la paroi supérieure du conduit auditif. Sur la face interne ou intra-crânienne du temporal, on aperçoit encore plusieurs traits de fracture se dirigeant vers le bord antérieur de la face supérieure du rocher et aboutissant en définitive au trou sphéno-épineux. Il n'y a pas de rupture du tronc de l'artère sphéno-épineuse. Pas d'esquilles osseuses détachées.

3° *Lésions intra-crâniennes, hémorrhagies :* A) *à droite,* vaste caillot entre la paroi osseuse et la dure-mère, paraissant se continuer avec l'hémorrhagie de la fosse temporale par le trait de fracture ; ce caillot offre au moins la largeur et l'épaisseur d'une pièce de 5 francs. Vaste hémorrhagie méningée en nappe sur la face externe du lobe occipital. Quelques autres foyers plus petits d'hémorrhagie sous-arachnoïdienne sont épars sur toute la face externe de l'hémisphère droit, accompagnée d'une injection méningitique manifestement inflammatoire généralisée. — B) *à gauche,* la face supéro-externe et l'interne dans sa partie moyenne sont recouvertes d'une vaste nappe d'hémorrhagie sous-arachnoïdienne, mais qui présente une épaisseur beaucoup plus considérable aux points suivants : le lobule pariétal supérieur, *le pied de la troisième circonvolution frontale (surtout),* l'origine de la frontale ascendante, l'origine de la troisième circonvolution temporo-sphénoïdale, le carrefour de la scissure de Sylvius sur l'origine de l'insula de Reil...

4° *Lésions nerveuses, contusions cérébrales :* A) *à droite* (côté de la fracture), sur l'extrémité antérieure de la deuxième circonvolution temporo-sphénoïdale existe un petit foyer de contusion au deuxième degré formant une dépression de l'écorce cérébrale d'un diamètre de 5 millimètres environ entouré d'une petite zone rouge. — B) *à gauche (côté opposé à la fracture)*, le *lobe sphénoïdal* semble à première vue détruit et remplacé par une bouillie noirâtre formée par un gros caillot. Ce dernier enlevé, on trouve une bouillie d'un gris rougeâtre représentant un foyer de contusion au troisième degré formée par un véritable *éclatement* du lobe sphénoïdal, mettant ainsi, pour ainsi dire, à jour le prolongement inférieur du ventricule latéral gauche. La destruction de la substance nerveuse porte en réalité sur toute la troisième circonvolution temporale et sur la moitié antérieure de la deuxième. Cette vaste brèche est limitée en haut par la scissure parallèle, et elle laisse apercevoir la corne d'Ammon, une fois débarrassée des caillots qui l'obstruent.

§ 2me. — Du mécanisme de la contusion cérébrale par contre-coup

Les détails relatés dans l'autopsie précédente ne sauraient laisser aucun doute, à notre avis, sur la réalité des lésions de contre-coup que nous y avons rencontrées. Par contre-coup les nombreux foyers d'hémorrhagie sous-arachnoïdienne constatés sur la périphérie des hémisphères cérébraux, et en particulier du côté gauche (voir la thèse de M. G. Marchant).

Par contre-coup aussi, incontestablement, la destruction si étendue de la corne sphénoïdale gauche, dans un point diamétralement opposé à la région pariéto-temporale droite, siège de la fracture, siège du point d'application de la force vulnérante.

Notre observation, jointe aux autres, prouve donc déjà que les foyers de contusion par contre-coup sont multiples en général, allant de la simple plaque ou phlyctène sanguine due à l'hémorrhagie sous-arachnoïdienne jusqu'au troisième degré classique de la contusion nerveuse formant un *foyer principal*. Les foyers multiples sont disséminés, le foyer principal occupe toujours un point diamétralement opposé à celui de la fracture.

L'interprétation du mécanisme de ces lésions, longtemps

ignorée ou demeurée confuse, nous semble aujourd'hui bien établie par les études de M. Duret.

On lit dans le *Dictionnaire encyclopédique des sciences médicales* (1) :

« Le mécanisme de la contusion est assez obscur...
« Lorsque la contusion s'est produite avec intégrité des os,
« on peut supposer que le choc a provoqué le déplacement
« de toute la masse cérébrale et qu'une de ses parties est
» venue heurter contre un point quelconque des parois du
« crâne... Quelques auteurs, Duplay entre autres, ont
« remarqué que les lobes antérieurs, les cornes sphénoïdales
« et certains points de la partie inférieure des hémisphères
« sont le siège le plus fréquent des phénomènes de la contu-
« sion de l'encéphale. En admettant ces faits, on peut se
« demander s'ils résultent de la disposition anatomique du
« cerveau ou de la direction de la cause vulnérante, qui attein-
« drait de préférence certaines parties de la tête plus exposées
« que d'autres aux injures traumatiques. »

Certes, l'explication que nous venons de rapporter est loin d'éclairer la question. Elle admet précisément ce qu'il faudrait démontrer : le déplacement de la masse cérébrale et le choc d'une de ses régions contre un point quelconque des parois du crâne, phénomènes, il nous semble, tout aussi incompréhensibles dans le cas de contusion directe (sans esquilles ou enfoncements des os) que dans le cas de contusion indirecte. Comment concevoir, en effet, que, dans ce dernier cas surtout, le cerveau puisse être projeté par la force percutante et vienne se heurter et se contusionner contre un point quelconque des parois crâniennes? Il faudrait avoir la preuve de ce déplacement, d'un véritable *tassement* de toute la région autour ou au-dessus de la zône contusionnée. C'est ce qui n'a jamais été même essayé sérieusement. Bien plus, ainsi que le fait observer

(1) Article « Crâne », 1re série, tome XXII, page 613.

M. Duret (1), « la résistance des divers replis de la dure-mère, « et en particulier de la faux du cerveau, la densité différente « des éléments contenus dans la cavité crânienne, liquides et « substance nerveuse (ils sont mus en raison inverse de leur « masse et de leur densité, et le liquide précédant l'hémisphère « l'empêche de venir au contact de la paroi crânienne), ces « conditions anatomiques et physiques s'opposent en défi- « nitive à ce que tel soit le mécanisme des lésions de la con- « tusion par contre-coup. »

Aussi, pas plus que M. Duret, nous n'admettons la doctrine des lésions par contre-coup telle qu'elle est formulée par les auteurs classiques. Elle est insoutenable au point de vue de la mécanique et de la physique expérimentales, car le cerveau étant incompressible, et remplissant avec le liquide céphalo-rachidien la cavité du crâne, ne saurait subir de déplacement (2).

Mais la contusion par contre-coup ne peut s'expliquer que par une autre donnée mécanique, celle qui considère comment, dans une chute sur le côté du crâne, par exemple sur la région pariéto-temporale, outre le *cône de dépression* qui se produit au point percuté, il se forme, à l'extrémité opposée de l'axe de percussion, en vertu de l'élasticité des parois osseuses, un *cône de soulèvement* de la voûte crânienne.

« Or, dans ces conditions, dit M. Duret, un vide ne pou- « vant se produire dans la cavité crânienne, il y a afflux subit « des liquides cérébraux, afflux destiné à combler le vide créé « par le *cône de soulèvement.* »

Il en résulte des ruptures vasculaires, des phlyctènes sanguines sous la pie-mère. Ce cône de soulèvement fait l'office d'une ventouse appliquée à la surface de l'hémisphère; et si, pour des conditions anatomiques ou physiques particulières, il n'a pu se trouver attiré assez de liquide dans la cavité du

(1) *Loc. cit.*, page 37.
(2) *Ibid.*, pages 28, 29, etc.

cône, c'est l'hémisphère, c'est la zone nerveuse elle-même qui subit l'attraction, se déchire, *éclate*, aidée par la poussée intérieure du liquide intra-ventriculaire, suivant le mécanisme du choc si bien décrit par M. Duret. Ce n'est plus là un effet de la projection.

Or, si nous nous reportons avec soin à la description des pièces anatomiques fournies par l'autopsie dans notre observation, nous voyons que ces dernières, loin d'offrir les caractères de déplacement en masse, de tassement, de projection du cerveau qu'il faudrait trouver pour accepter la vieille théorie, nous montrent au contraire une morphologie qui se rapporte bien à la théorie établie par M. Duret sur les expériences les plus concluantes.

La forme du foyer de contusion y est, en effet, notée comme ayant des bords déchiquetés; il semblerait que le prolongement inférieur du ventricule latéral est venu s'ouvrir *par éclatement* à la surface du lobe sphénoïdal. Cette expression d'éclatement est employée aussi dans l'observation de M. Piqué, sur laquelle on pourrait croire en vérité que la nôtre est calquée, et elle dépeint bien le mécanisme suivant lequel se produit la contusion par contre-coup.

La théorie du cône de soulèvement se trouve confirmée, on peut le dire, tous les jours, par les faits mieux observés. C'est par elle encore, en effet, que M. Polaillon a interprété un fait de « *fracture indirecte* de la base du crâne » adressé par M. le docteur Ferret à la Société de Chirurgie (1). D'après cet auteur, le mode de production de la fracture dans le cas en question ne pouvait être que celui du cône de soulèvement de la paroi crânienne. Et la preuve, c'est que toute la région correspondante du cerveau était fortement contusionnée et que les fragments osseux, isolés par l'entrecroisement des traits de fracture, « *semblaient avoir été violemment projetés au dehors* » et ne se trouvaient plus sur le même plan que le reste de la surface interne de la boîte crânienne.

(1) Voir le rapport de M. Polaillon, Société de Chirurgie, séance du 27 avril 1887.

§ 3me. — Symtomatologie. — Diagnostic.

Il est facile de remarquer que nul symptôme n'est venu révéler pendant la vie la désorganisation éprouvee par le lobe sphénoïdal. Ce fait est bien en rapport avec les données physiologiques, qui n'ont encore assigné aucune fonction aux deuxième et troisième circonvolutions temporales. Il en a été de même dans les autres observations que nous avons citées.

Notre blessé avait conservé la sensibilité tactile à droite aussi bien qu'à gauche : il se servait, comme avant l'accident, de la main droite pour prendre son verre et les objets dont il voulait faire usage; or, nous avons trouvé intacte la région de l'hippocampe gauche, où certains auteurs placent un siége de perception de la sensibilité tactile.

Les sens du goût et de l'odorat paraissaient intacts, ainsi qu'en témoignait le plaisir très vif que le blessé prenait à sentir et à goûter le tabac. Du reste, le *gyrus uncinnatus (subiculum cornu Ammonis)* n'avait été lésé d'aucun côté, et l'on sait qu'il renferme les centres de perception du goût et de l'odorat.

D. Ferrier place sur la première circonvolution temporale un centre de perception de l'ouïe; or, cette région était intacte chez notre blessé, qui, nous nous en sommes plusieurs fois assuré, entendait très bien de l'oreille droite.

Nous manquions donc des éléments nécessaires pour faire le diagnostic exact, direct, si je puis dire, de la contusion sphénoïdale. Mais voici maintenant quelques symptômes qui permettaient d'arriver à ce diagnostic par une voie en quelque sorte détournée : je veux parler de l'*aphasie*, des *convulsions épileptiformes* de la moitié droite de la face avec rotation des yeux, de la résolution du bras droit, alternant avec des secousses convulsives. Nous avions là des signes de contusion occupant des régions de l'écorce cérébrale dont les fonctions sont déterminées. Leur valeur était d'autant plus significative qu'ils indiquaient des lésions de l'hémisphère gauche, la fracture siégeant à droite. Ils nous avaient en effet permis d'annoncer avant la mort que nous trouverions du côté gauche d'importantes lésions; aussi les avons-nous notées avec soin.

L'aphasie était bien manifeste les quatrième et cinquième jours; or, nous avons trouvé une plaque épaisse d'hémorrhagie sous-méningée comprimant le pied de la troisième circonvolution frontale gauche, centre des mouvements des lèvres et de la langue pour l'articulation des mots.

Faut-il, avec Ferrier, rapporter l'analgésie cutanée à la compression des régions occipitales par l'hémorrhagie en plaque étalée sur ces dernières?

On a certainement reconnu, en lisant l'observation, les symptômes propres aux hémorrhagies méningées et à l'irritation consécutive des méninges : coma, résolution, puis convulsions épileptiformes, ralentissement du pouls, abaissement de la température du corps, puis élévation notable de l'un et de l'autre pendant les derniers moments.

Cependant nous ferons remarquer que les convulsions de la face occupaient la moitié droite avec rotation de la tête et des yeux du même côté. Or, l'autopsie nous montre une plus grande épaisseur de plaques hémorrhagiques et une injection méningo-encéphalique plus considérable : 1° au niveau de l'origine de la circonvolution frontale ascendante du côté gauche (centre des mouvements pour l'aile du nez, la lèvre supérieure, les zygomatiques qui tirent en arrière et élèvent l'angle de la bouche); 2° sur l'extrémité postérieure de la troisième circonvolution frontale externe gauche (centre des mouvements qui ouvrent alternativement la bouche et provoquent la projection de la langue au dehors, puis sa rétraction, ce qui explique les morsures de la langue que s'était faites le malade).

Enfin, nous avons noté, dans l'observation journalière du malade, que le bras et la jambe du côté droit sont restés inertes les deux derniers jours, et nous constatons en effet à l'autopsie une plaque épaisse d'hémorrhagie méningée, comprimant le lobule supérieur gauche au point où siégerait, d'après Ferrier, le centre des mouvements pour le bras et la jambe du côté opposé.

Or, toutes ces lésions étaient bien des lésions par contrecoup : et les contusions de l'écorce nerveuse aux différents degrés, et les nombreuses plaques d'hémorrhagie sous-arachnoïdienne que nous venons de rappeler. Leur mécanisme est le même pour toutes, c'est celui du cône de soulèvement avec le choc du liquide sous-arachnoïdien (Duret).

Et puisqu'il y avait des signes de foyers de contusion par contre-coup disséminés sur divers points des hémisphères cérébraux, il devait nécessairement, en vertu de la loi énoncée au début de ce mémoire, et vérifiée par nos observations, y avoir un foyer principal de contusion au point diamétralement opposé, c'est-à-dire dans le lobe sphénoïdal.

On voit donc combien il est important de distinguer, parmi tous les symptômes offerts par le blessé, ceux qui peuvent se rapporter à des lésions de contre-coup, siégeant principalement dans la moitié du crâne opposée à la fracture. Ces derniers, en effet, feront présumer, permettront presque d'affirmer l'existence d'un foyer principal de contusion au point voulu, alors même que celui-ci ne se révèlerait pas, comme c'est le cas le plus commun, par des symptômes spéciaux de localisation cérébrale.

§ 4me. — Pronostic. — Contre-indications du trépan.

Il nous semble superflu d'insister sur la nécessité de cette enquête clinique au point de vue du pronostic et du traitement, en particulier au point de vue des indications et contre-indications du trépan. Aujourd'hui, la trépanation semble reprendre, auprès des chirurgiens, une certaine faveur. Notre prétention n'est pas de lui faire faire un nouveau pas en arrière, mais nous voulons seulement faire ressortir combien elle est contre-indiquée dans les cas graves de contusion cérébrale indirecte (voir l'observation V). C'est en nous fondant sur son existence que nous nous sommes abstenu, pour notre part, de trépaner dans le cas de l'observation VIII.

Depuis la publication de ce mémoire dans la *Normandie médicale* (1), nous venons d'observer un nouveau fait qui confirme : 1° la fréquence d'une contusion cérébrale indirecte, ou par contre-coup de la région temporo-sphénoïdale d'un côté avec fracture temporo-pariétale du côté opposé; 2° la contre-indication formelle, dans ces cas, de l'application du trépan au niveau de la fracture.

Obs. IX (personnelle)

Il s'agissait d'un garçon d'écurie qu'on avait trouvé sans connaissance au pied d'une échelle conduisant dans un grenier et du haut de laquelle il avait dû tomber sur le côté gauche de la tête. Du sang, en effet, sortait assez abondamment par l'oreille gauche. Nous l'observons, dans notre service à l'Hôtel-Dieu, le 21 septembre 1888, le lendemain de l'accident, et nous constatons, outre l'otorrhagie, une bosse sanguine énorme de toute la région temporo-pariétale gauche. La perte de connaissance a persisté, le blessé est dans le coma, les pupilles resserrées, mais sans paralysie de la face ni des membres, qu'il remue quand on les pince, en poussant quelques plaintes. Il y a incontinence d'urine; la température est de 39° 2, le pouls à 120. Il a pu, en notre présence, avaler trois cuillerées de grog, mais péniblement, avec un bruit de glou-glou.

La mort a lieu le lendemain sans changement. En examinant ce blessé, nous nous posions la question du trépan. Certes, bien que l'infiltration sanguine des parties molles péri-crâniennes ne nous permît point de constater positivement une fracture des os du crâne, nous ne doutions point de l'existence de cette dernière; la nature du traumatisme, sa violence, la bosse sanguine, l'écoulement de sang par l'oreille, le coma, etc., la rendaient indubitable. Mais, en même temps, nous exposions à nos élèves les raisons qui nous semblaient

(1) Voir les numéros du 1er au 15 novembre 1887. — Quelques additions, notamment l'observation IX, ont été faites dans cette nouvelle édition.

combattre toute idée de trépanation, savoir : 1° l'incertitude même du siège exact, de l'étendue, des conditions diverses de la fracture, l'absence de signes d'un enfoncement osseux ; 2° l'absence de tout symptôme de localisation cérébrale ; 3° enfin, à ces deux ordres de raisons importantes, venait s'ajouter l'hypothèse où, pour mieux dire, la certitude, à notre avis, de *graves lésions par contre-coup sur l'hémisphère droit,* telles que : hémorrhagie méningée et contusion cérébrale probablement étendues en raison et de l'étendue même *des lésions directes du côté gauche,* et de la perte immédiate, absolue, durable de connaissance avec les symptômes déjà développés d'une méningo-encéphalite généralisée.

L'autopsie devait bientôt nous donner pleinement raison en nous montrant : 1° *Lésions directes (côté gauche) :* infiltration sanguine considérable de toutes les parties molles péricrâniennes, surtout de la région pariéto-temporale. Epanchement de sang sous-périostique se continuant avec un caillot sanguin intracrânien, à travers une longue fissure osseuse avec un écartement de 2 1/2 à 3 millimètres. Cette fracture partant de la bosse frontale gauche se dirigeait obliquement en arrière et en bas, vers le côté inférieur de la bosse pariétale gauche, puis, se contournant, descendait sur la poitrine écailleuse du temporal pour se terminer, par plusieurs traits de fracture, du rocher avec épanchement de sang par les conduits auditifs ; hémorrhagie sus et sous-méningée et un petit point de contusion cérébrale vers le milieu de la circonvolution frontale ascendante. — 2° *Lésions indirectes ou par contre-coup (côté droit) :* Elles étaient très importantes et étendues. Notons bien d'abord qu'il n'y avait pas d'ecchymose, ni d'infiltration sanguine du muscle temporal, ni d'hémorrhagie sous-périostique, ni fracture de ce côté ; mais un grave épanchement de sang sous-méningé, pic-mérien, sur le côté externe du lobe frontal et sur les circonvolutions temporales, du moins plus épais dans ces régions qu'aux environs. De plus, cet épanchement de sang ne faisait qu'une seule et même lésion avec deux vastes foyers sous-jacents de contusion cérébrale dans les deux mêmes régions. La substance nerveuse, comme éclatée, était détruite profondément jusqu'à la substance blanche intéressée elle-même en partie et parsemée, jusqu'à une assez grande profondeur, de ce sablé sanguin, de ces petits foyers d'hémorrhagie miliaires, si bien décrits dans la thèse de G. Marchant. — Bref, un type de contusion cérébrale par contre-coup.

Il nous semble prouvé, par les observations rapportées dans ce mémoire et en particulier par les deux dernières qui nous sont personnelles, que la contusion cérébrale par contre-coup dans les fractures du crâne, occupant souvent des foyers multiples, étendus et profonds, vient augmenter considérablement les accidents de l'hémorrhagie méningée et de la méningo-encéphalite consécutive et contre-indique, par conséquent, l'intervention chirurgicale et la trépanation. Du moins, les symptômes qui en découlent doivent-ils fournir des éléments importants dans la discussion des indications opératoires.

CONCLUSIONS.

1° Des lésions de contusion cérébrale par contre-coup accompagnent fréquemment les fractures du crâne. Tantôt il y a un foyer unique, tantôt il y a plusieurs foyés disséminés mais accompagnés d'un foyer principal de contusion;

2° Le foyer principal de contusion, comme le foyer unique, occupent toujours une région nerveuse diamétralement opposée à la zone osseuse facturée. Exemple : la destruction de la corne sphénoïdale gauche accompagnant la fracture pariéto-temporale droite;

3° Le mode de production de la contusion par contre-coup s'explique par la théorie rationnelle du cône de soulèvement, qui doit remplacer l'ancienne théorie de la projection du cerveau contre la paroi crânienne;

4° En l'absence de symptômes fonctionnels tirée de la connaissance des localisations cérébrales, les signes d'une hémorrhagie méningée plus ou moins abondante ou localisée siégeant du côté opposé à la fracture (et qui est elle-même une lésion de contre-coup) doivent faire craindre, sinon admettre, l'existence d'une contusion cérébrale par contre-coup;

5° La possibilité de cette grave lésion devra toujours être envisagée dans la discussion des indications d'une intervention opératoire.

www.ingramcontent.com/pod-product-compliance
Ingram Content Group UK Ltd.
Pitfield, Milton Keynes, MK11 3LW, UK
UKHW032036260826
14628UKWH00006B/2992

9 782019 649654